QUELQUES

REMARQUES PRATIQUES

SUR

L'OPHTHALMO-NICOTISME

ET SUR

L'OPHTHALMO-ALCOOLISME

QUELQUES

REMARQUES PRATIQUES

SUR

L'OPHTHALMO-NICOTISME

ET SUR

L'OPHTHALMO-ALCOOLISME

COMMUNICATION
FAITE AU CONGRÈS INTERNATIONAL PÉRIODIQUE
D'OPHTHALMOLOGIE DE PARIS
DE 1867

PAR

LE Dr J.-C. LOUREIRO

Délégué du Portugal

PARIS

IMPRIMERIE CENTRALE DES CHEMINS DE FER

A. CHAIX ET Cie

RUE BERGÈRE, 20, PRÈS DU BOULEVARD MONTMARTRE.

1867

Heureux de me trouver parmi des savants confrères où, depuis 1842, je compte quelques amis, je réclame une bienveillante indulgence pour le travail que j'ai l'honneur de présenter.

La rumeur publique faisant présager que le Congrès aurait le même sort que celui de l'année dernière, j'ai été dans l'incertitude jusqu'au mois de juin, époque où m'est parvenue la circulaire du 30 avril.

C'est vous dire que le temps m'a fait défaut pour donner à mon travail tout le développement que comportait la question.

Il n'est, du reste, que la suite et la confirma-

tion de celui que j'ai présenté au Congrès ophthalmologique d'Heidelberg en 1865.

Avant d'en donner lecture, je me permettrai,
comme délégué à ce Congrès, de vous soumettre
quelques opinions.

Pour atteindre le but que se propose cette sa-
vante compagnie, je crois qu'il faudrait inviter
d'une manière toute spéciale MM. les professeurs
de clinique chirurgicale, de médecine opératoire
et d'anatomie pathologique des universités et écoles de médecine des pays où il n'y a que fort peu
ou point d'ophthalmologistes; il faudrait même
engager ces professeurs à s'adjoindre à nous et à
accepter les fonctions de membres des comités
supplémentaires. Voilà comment les principaux
praticiens se convaincraient de l'excellence de notre spécialité.

Enfin, pour vulgariser la science ophthalmologique, le Congrès devrait proclamer hautement la
nécessité d'enseigner l'ophthalmologie dans toutes
les écoles de médecine.

Cette opinion, consacrée par votre assentiment,
donnerait aux délégués une arme puissante pour

solliciter et obtenir de leurs Gouvernements la création de chaires théoriques et pratiques d'ophthalmologie.

C'est ainsi que notre spécialité pourra faire des progrès partout, car il ne faut pas juger de tous les pays par ce qui se passe à Paris et dans d'autres grands centres de population.

QUELQUES

REMARQUES PRATIQUES

SUR

L'OPHTHALMO-NICOTISME

ET SUR

L'OPHTHALMO-ALCOOLISME

Depuis les travaux de M. Mackenzie en 1834 sur l'action du tabac à fumer, et de M. Sichel en 1837 sur l'influence des alcooliques, on a peu écrit sur cette matière; néanmoins, en 1850, M. Dœbelin publia un mémoire sur l'amblyopie et l'amaurose alcooliques.

Plus tard, on a fait jouer un rôle très-important à l'alcoolisme dans l'étiologie d'un grand nombre de maladies.

L'appréciation de l'influence du tabac à fumer sur les maladies oculaires fut plus longue à être bien connue, ce qui doit étonner si l'on considère les progrès de l'ophthalmologie, car ce n'est qu'en 1863, vingt-huit ans après le travail de M. Mackenzie, que M. Sichel fit paraître ses premières études sur ce sujet.

En 1863, M. Wordswort publia quelques observations dans le sens de celles de M. Sichel.

Dans la même année, M. Hutchinson donna une statistique de plusieurs amauroses cérébrales, parmi lesquelles il en comptait un grand nombre dues à l'influence du tabac à fumer. Il exposait son opinion sur la manière dont le tabac agissait comme cause de la maladie.

Ces travaux m'ont fait faire des réflexions que j'ai communiquées à la Société ophthalmologique d'Heidelberg en 1865.

Depuis cette époque jusqu'au 20 juin 1867, il n'a été publié qu'une observation de M. Hutchinson. Il s'agissait d'une paralysie infantile chez un homme qui fumait une demi-once de tabac par jour. En outre, on a dit que le corps vitré était ramolli chez les fumeurs de profession.

Quant aux mémoires envoyés, en 1864, à l'Académie royale de médecine de Belgique, en réponse à cette question : « Constater par des observations et des expériences les effets de l'usage et de l'abus du tabac chez l'homme sain », quoique quelques-uns parlent de l'action du tabac sur la vision, c'est avec un laconisme si grand qu'il nous est impossible d'en profiter.

Nous regrettons, comme en 1865, de n'avoir pu terminer notre travail sur l'influence du tabac à fumer sur les maladies des yeux ; qu'on le croie, c'est malgré nous.

Placé entre le désir de vaincre des difficultés et d'étendre cette étude, nous publions les observations suivantes, de manière à ce qu'on puisse se rendre compte de la différence entre l'influence du tabac à fumer et de l'alcool sur ces maladies, ce qui, à mon avis, n'a pas encore été fait.

Cela n'aura-t-il pas une grande influence sur les études ultérieures ?

Cette circonstance seule suffit pour éveiller l'attention générale, ce qui conduira plus tard à fixer des règles hygiéniques.

C'est dommage qu'on ne puisse pas en dire autant des boissons alcooliques.

A cet égard, il n'y a qu'à suivre les sages procédés de l'Angleterre, en organisant des sociétés de tempérance qui obtiendront toujours quelques résultats.

PREMIÈRE OBSERVATION.

Ophthalmie nicotienne aiguë des deux yeux.

M. X..., agent d'affaires, quarante ans, célibataire, constitution moyenne, tempérament lymphatico-sanguin.

Historique. Depuis sa jeunesse, maux d'estomac, le forçant à garder le lit vingt à trente jours tous les ans.

A l'âge de dix-huit ans, après-avoir été atteint d'une

fièvre typhoïde très-grave, ces maux d'estomac, devenus moins intenses, ont revêtu la forme de la dyspepsie. En outre, il a eu des accès de fièvre intermittente.

Il fume depuis l'âge de seize ans, mais cette habitude était si pernicieuse pour lui qu'il était souvent obligé de suspendre pendant quelques jours l'usage du tabac. A l'âge de trente ans, il fut même contraint à diminuer la quantité de tabac consommé dans les vingt-quatre heures. C'est surtout quand il fumait des cigares à bas prix (de 10 reis) que son état devenait plus alarmant, car ces cigares lui occasionnaient une abondante salivation.

En 1862, forcé de se livrer à un travail sérieux qui le retenait sédentaire dans son bureau, il fume plus que de coutume pour se distraire (1).

Bientôt sa vue s'affaiblit, il ne voit pas d'aussi loin, et quand il fixe un objet, il voit des points noirs monter et descendre.

Puis l'acuité de la vision baisse à un point tel que le malade ne peut ni lire ni écrire même son nom d'une manière lisible, ni voir les gros objets à une certaine distance. Les becs de lumière artificielle lui paraissent plus gros et le fatiguent.

Pendant la nuit, il aperçoit des sphères incandes-

---

(1) Ce malade, comme ceux qui font le sujet des observations suivantes, fumait en moyenne de 40 à 50 grammes par jour.

centes. Quand il ne peut dormir, ce qui est très-fréquent, il allume sa bougie, dont la lumière le gêne beaucoup et détermine des contractions spasmodiques palpébrales très-incommodes.

Il est très-inquiet, il se figure qu'il est irrévocablement destiné à devenir aveugle. Sa santé générale s'altère, la langue est blanchâtre, le malade accuse de la soif, de l'anorexie, une certaine oppression à l'épigastre et de la constipation.

Dès le début, pour remédier à cet état, il avait employé un vomitif, quelques purgatifs salins, du bismuth uni à la magnésie.

Malgré ce traitement, l'insomnie devint le symptôme le plus capital, et alors apparurent des convulsions et une certaine agitation générale accompagnée d'anxiété précordiale qui le force à prendre des positions singulières.

On eut alors recours aux opiacés sur une grande échelle (extrait gommeux d'opium, sulfate de morphine), et spontanément il suspendit l'usage du tabac à fumer, ce qui suffit pour obtenir une amélioration notable, qui disparut bientôt par l'usage du tabac. C'est alors que le malade se présenta à nous le 3 juin 1862.

État général. Affaiblissement général, teinte pâle de la face. Il se fatigue facilement, constipation opiniâtre alternant avec de la diarrhée.

État local. Légères contractions spasmodiques des

paupières. Injection de la conjonctive tarsienne, le malade en est atteint depuis longtemps. Pupilles pares-
seuses et étroites. Le sulfate d'atropine met beaucoup
de temps à produire la mydriase.

A l'ophthalmoscope, le fond de l'œil présente une légère hypérémie rétinienne, avec une espèce de fumée
ténue se montrant principalement sur les papilles des
nerfs optiques.

Affaiblissement notable de la vue; il distingue mieux
de loin que de près. Il se plaint de diplopie et d'autres
aberrations visuelles, comme par exemple de voir les
objets tantôt à moitié (*hémiopie*), tantôt brisés (*visus
defiguratus*), tantôt obliques (*visus obliquus*), etc.

Il lit difficilement le numéro 5 de l'échelle de Jæger;
une lecture de quelques minutes est suivie de céphal-
algie.

Insomnie et contractions diverses dans les extrémités.

Il a des idées tristes et son sommeil est accompagné
de rêves affreux.

Il fume encore six cigares et quatre ou six cigarettes
par jour.

Traitement. Abstention complète de tabac; pilules et
potion avec chlorhydrate de morphine (50 à 60 centigr.
par jour); douches en pluie à 28° R. : tisanes amères
aux repas; purgatifs salins répétés; séjour à la campagne; longues promenades à pied, et verres bleu de
cobalt.

Du 10 juin au 5 juillet le traitement fut maintenu, mais en diminuant la quantité de morphine au fur et à mesure que le sommeil était plus facile, et comme de temps à autre l'insomnie se montrait, ainsi que les spasmes et les contractions des membres, nous essayâmes le cyanure de potassium à la place de la morphine.

Ce changement de médicament ne put être continué, car nous redoutâmes l'augmentation de l'atonie de l'appareil gastro-intestinal, assez remarquable chez notre malade ; et nous commençâmes l'usage de pilules de codéine (5 centigrammes chacune, trois par jour).

Jusqu'à la fin d'octobre l'amélioration est sensible ; cependant, lorsqu'il essayait de fumer, il offrait des symptômes morbides dans les yeux.

De juillet à novembre 1862, l'insomnie avait presque disparu, et la vue, revenant à l'état normal, tranquillisa le malade, d'autant plus que la santé générale parvint à se rétablir passablement.

C'est alors que nous lui permîmes de fumer tout au plus deux à trois cigarettes par jour ; et jamais il n'est arrivé à en fumer plus de quatre à six, obligé quelquefois de s'en abstenir tout à fait quand il se trouvait un peu indisposé.

Complète intolérance pour le tabac à fumer, malgré tous les efforts pour s'y habituer, et de plus influence pernicieuse de cet agent sur la santé; telle est la première impression résultant de cette observation.

Cette cause, trop longtemps méconnue, occasionna dans les fonctions de l'appareil cérébro-oculaire des troubles compromettant non-seulement la vision, mais aussi l'intelligence.

L'altération intestinale aggravée par le tabac pourrait-elle être considérée comme cause directe des accidents oculaires et nerveux ?

Certes, nous ne nions pas la sympathie qui relie les appareils gastrique et cérébral. Mais ici, si la lésion stomacale avait été la cause primordiale, la vision aurait dû être altérée depuis fort longtemps, car le malade se plaignait de l'affection intestinale depuis une époque fort ancienne.

Nous sommes donc conduit à croire à l'existence d'une cause bien différente de celles des lésions gastriques, et cette cause, nous la trouvons dans le tabac fumé dans de mauvaises conditions hygiéniques; car le malade était enfermé dans un bureau sans ventilation suffisante pour renouveler l'air vicié par le tabac.

Ajoutons à cela la perte abondante de salive qui, en l'affaiblissant, augmentait l'action pernicieuse du tabac à fumer.

Si l'ensemble de ces circonstances et une perte su-

bite de la vue, sans aggravation manifeste de souffrances stomacales habituelles, ne prouvent suffisamment
l'influence directe du tabac à fumer sur les yeux, la
marche de la maladie et la nature des moyens théra-
peutiques conseillés, nous mettent hors de doute sur le
rapport de la cause à l'effet.

C'est ainsi que, pendant qu'on a méconnu l'influence
du tabac à fumer, en employant les excitants et les
débilitants à la place de calmants, tout s'aggrave au
lieu de s'améliorer.

Une, fois ces médicaments excitants remplacés par les
calmants, le résultat que nous obtînmes justifie notre
diagnostic étiologique.

SECONDE OBSERVATION.

Ophthalmie nicotienne interne chronique des deux yeux.

'I. X..., propriétaire, quarante-quatre ans, célibataire,
constitution moyenne, tempérament nervoso-sanguin.

Historique. Il a eu quelques douleurs rhumatismales,
fruit de refroidissements.

Soldat, il a eu deux blennorrhagies et un chancre
dont il est complétement guéri.

A l'âge de dix-huit ans, il débuta par fumer la cigarette, puis il a fumé les cigares les plus forts (estrella).

2

Il n'a jamais été adonné aux boissons alcooliques, car il leur préfère le café et la bière.

Jadis il a commis des excès vénériens, mais depuis quelques années il a une conduite régulière.

D'après lui sa vue était excellente, et, ce n'est que depuis quelques mois qu'il remarque une notable diminution. Attribuant cette faiblesse à l'influence de l'âge, il s'adresse à un marchand de lunettes, mais n'ayant trouvé aucun verre pour améliorer sa vue, il fut vite convaincu qu'il était malade et il vint nous consulter le 17 mars 1863.

État général. Le malade est d'une grande taille; il est brun, maigre, à teint un peu pâle; il accuse de légères palpitations et de la fatigue après le moindre excès.

La percussion de la région précordiale donne un son plus mat, qui s'étend vers le sternum beaucoup plus qu'à l'état normal. Les battements du cœur sont plus forts, et entre le premier et le second temps, on entend un léger bruit de souffle.

Langue blanchâtre et pointillée, fréquents embarras gastriques.

État local. Conjonctivite tarsienne et contractions spasmodiques des paupières, que le malade avoue avoir été quelquefois plus fortes. Pupilles rétrécies et peu mobiles. L'atropine agit lentement sur l'iris.

A l'ophthalmoscope, les papilles des nerfs optiques

sont un peu plus blanchâtres et plus brillantes qu'à l'état normal, surtout dans l'œil droit.

Le malade lit avec grande difficulté le numéro 9 de l'échelle de Jæger; principalement avec l'œil droit, il déchiffre à peine les premiers numéros.

Toute lecture lui est impossible à cause de la fatigue qu'elle occasionne. Il voit tout comme à travers une fumée légère, d'autant plus intense qu'il regarde de plus près. En regardant au loin, parfois il aperçoit des petits corps noirs voltiger devant lui.

La lumière artificielle se présente à lui entourée d'une auréole colorée d'où partent des rayons lumineux.

Quelquefois il a eu de fortes insomnies, comme actuellement il en éprouve; elles le forcent à se lever pour chercher des distractions dans l'usage du tabac.

Ce malade, qui commence par six cigares par jour, en fume actuellement de douze à quinze, et quelquefois même davantage.

Nous n'avons jamais vu fumer autant, car le bout d'un cigare lui servait à en allumer un autre, surtout en voyage, comme il était dernièrement; à son lever, il fumait deux ou trois cigares à jeun.

Traitement. Suppression complète du tabac à fumer; quatre pilules de codéine par jour d'un demi-grain chacune; eau de Sedlitz, un verre de 100 grammes tous les matins; ablutions fréquentes d'eau froide aux yeux en conservant la position verticale; ni café, ni thé, ni autre boisson fermentée, nourriture fortifiante ; grandes promenades en plein air.

Le 22 mars : il a dormi un peu, le nuage qui lui semblait couvrir sa vue n'était pas aussi intense, et il lit un peu mieux, mais en insistant la vision s'obscurcit.

Traitement. Une pilule de codéine au coucher; eau de Vichy, source Mesdames, trois fois par jour ; ventouses sèches autour des mollets toutes les nuits ; ablutions froides aux yeux.

Le 1ᵉʳ avril. Amélioration sensible, mais le malade ne peut supporter la privation de tabac.

Traitement. Le même, plus eau rougie au repas, deux cigarettes par jour.

Le 20 avril : Le malade lit facilement le numéro 3 de l'échelle de Jæger, et avec difficulté les premiers numéros. Il accuse à peine un certain tremblement de la vue.

Dès ce jour, nous ne revîmes plus le malade.

Cette observation est une de celles qui, malgré la tolérance la plus complète du tabac, nous montrent leur influence lente et pernicieuse sur l'appareil oculaire et ur toute l'économie qui, en cédant à une force supérieure, donne lieu aussi à un affaiblissement du système vasculaire.

Cet affaiblissement se termine par une lésion du cœur qui, légère pour le moment, ne laissera pas de prendre de plus grandes proportions, qui hâteront le terme fatal si le malade ne renonce à ses habitudes.

On ne peut désigner le temps où a commencé l'altération du centre circulatoire; cependant les symptômes objectifs et subjectifs nous font croire qu'elle n'est pas récente, quoique le malade ne se soit presque pas plaint avant notre interrogatoire.

Ainsi, à notre avis, la lésion du cœur et celle des yeux ont la même origine; elles sont la conséquence forcée d'une intoxication générale dans laquelle le système nerveux a été le premier atteint.

Si l'action du tabac à fumer, produisant l'affaiblissement de l'impression nerveuse sur le centre circulatoire, obligeant celui-ci à fonctionner péniblement, occasionne une lésion du cœur, la même action produirait, quoique différemment, la diminution de la vue, sans amener aucune altération manifeste dans le fond de l'œil.

Nous ne voulons pas nier que la lésion de la circulation ne puisse avoir un jour un rôle important dans le développement de cette maladie oculaire. Pour le moment il n'en est pas ainsi, il y a absence de congestion dans l'encéphale et les yeux : tout doit donc s'expliquer par l'action directe du tabac sur le système nerveux oculaire.

TROISIÈME OBSERVATION.

Amblyopie alcoolique des deux yeux.

M. Y..., marchand boulanger, quarante-six ans, marié, constitution robuste, tempérament sanguin.

Historique. Le malade a travaillé beaucoup pendant sa jeunesse. Il a eu le choléra, un catarrhe pulmonaire, une blénnorrhagie et une érosion à la verge dont nous ignorons la nature.

Depuis longtemps ses digestions sont pénibles, accompagnées de douleurs d'estomac ; il a, en outre, un certain affaiblissement général pour lequel on lui a conseillé les bains de mer.

Sa vue a baissé au point de ne pouvoir lire ; il ne reconnaît presque pas les lettres et ne peut même écrire son nom lisiblement ; les objets lui semblent souvent incomplets, d'autres fois comme voilés.

Le 2 février 1866.

État général. Le malade, quoique robuste, a la figure un peu bouffie et un regard effaré, comme s'il se défiait de lui-même. Il est très-timide.

Haleine un peu fétide, démarche indécise, jambes chancelantes. Il ne peut souffrir la moindre contrariété. Sa mémoire est souvent en défaut et quelquefois il ne peut exprimer clairement ses idées. Tout ceci devient plus remarquable le matin que dans le reste du jour. Maux de tête.

Peau sèche, rude et jaune paille, langue blanchâtre, surtout vers le milieu; il a de l'anxiété, des nausées et de l'inappétence. Légère sensibilité à la région épigastrique, urines abondantes et albumineuses.

État local. Injection remarquable de la conjonctive, qui est jaunâtre. Les yeux, ternes, manquent d'expression. Pupilles larges. Le collyre d'atropine produit facilement la mydriase.

A l'ophthalmoscope, les papilles des nerfs optiques sont plus larges, plus blanchâtres et plus brillantes que d'habitude. Il y a une légère hypérémie rétinienne; une veine est surtout très-développée.

Il ne peut lire le n° 13 de l'échelle de Jæger; s'il insiste quelque temps, il arrive bientôt à ne rien voir.

Le soir, il se porte un peu mieux, seulement la lumière artificielle le gêne beaucoup. Récemment, plusieurs nuits sans sommeil ont rendu sa vision plus faible.

D'abord le malade nie complétement l'excès de boissons alcooliques, mais depuis il en fait l'aveu, étant inquiet pour son avenir.

Il fume aussi, mais pas beaucoup ; six à huit cigarettes par jour de tabac très-doux.

Traitement. Abstention complète de boissons alcooliques, eau de Sedlitz, pilules de codéine de 5 centigrammes chacune, deux par jour, une le matin et l'autre le soir ; ventouses sèches autour des mollets ; frictio autour de l'orbite avec la pommade d'oxyde no de cuivre ; alimentation restaurante, grandes promenades à pied en plein air.

Le 5 février, son état général est meilleur, il dort un peu, la vue lui semble plus nette.

Traitement. Le même, plus trois pilules par jour de :

Deuto-chlorure d'hydrargyre... 0,05 centigrammes.
Extrait de gayac............ 2 grammes.
Sirop commun.............. q. s.

Mêlez et divisez en 12 pilules égales.

Le 11 février : Pas d'insomnie, son moral se relève, sa vue est améliorée, quoiqu'il ne puisse encore lire sans se fatiguer. Grande constipation.

Traitement. Sulfate de soude, 40 grammes ; une seule pilule de codéine le soir. D'ailleurs, même traitement.

Le 20 février : Sa vue revient peu à peu ; il dort passablement, et son état général est satisfaisant, la couleur de sa peau devient naturelle ; en un mot, le malade recouvre toute son énergie, au point de reprendre la direction de ses affaires.

Il accuse encore un peu de constipation et une certaine faiblesse qu'il attribue au manque de vin, et dont il nous dit ne pouvoir se passer.

Traitement. Eau de Pyrmont, ou de *Constancia*, légèrement rougie avec du vin de *Collares* aux repas.

Deux pilules par jour de :

> Extrait cathartique... }
> Aloès en poudre..... } ââ 10 centigrammes.
> Rhubarbe .... }
> Sirop commun....... q. s.

Mêlez et f. s. a. une pilule et comme celle-ci encore onze.

De temps en temps des bains de pieds d'eau chaude avant de se coucher.

Frictions autour de l'orbite, avec la pommade suivante :

> Axonge .... 30 grammes.
> Calomel à la vapeur.. 0,60 centigrammes.
> Extrait de Ciguë...... 1 gramme.

Mêlez.

A prendre tous les soirs avant de se coucher :

>   Emulsion d'Amandes douces, contenant deux
>   Amandes amères......... 70 grammes.
>   Sirop de fleurs d'oranger.... 30 grammes.

Mêlez.

Le 25 mars : Le malade lit parfaitement quelques journaux. Il se plaint encore de voir de petites mouches volantes, surtout après une lecture continue. La clarté du jour à son lever, et la lumière artificielle très-intense lui font mal.

Traitement. Une cuillerée à café tous les jours, le matin, de :

>   Crème de tartre......... 4 grammes.
>   Carbonate de Magnésie... 1 gramme.

Mêlez.

Une pincée d'Aloès de 15 à 30 centigrammes à chaque repas ; des ablutions d'eau froide répétées pendant le jour aux yeux, faites debout ; alimentation restaurante ; boire de l'eau mitigée avec du vin de Collares, n'excédant pas 100 grammes par jour. Repos complet de la vue pour quelque temps.

Nous n'avons plus revu le malade.

Cette observation est un de ces cas bien francs où l'alcoolisme, attaquant le physique et le moral de notre malade, menaçait de l'aveugler avant de l'anéantir, s'il n'eût employé les moyens nécessaires pour combattre cette maladie.

Pendant que le malade voyait ses digestions troublées et quelquefois avec douleur, que tout son organisme s'altérait, ne pouvant dormir, perdant l'appétit, en se transformant entièrement, qu'une nouvelle coloration de la peau se présentait, que les mouvements étaient fatigants, que les facultés intellectuelles lui faisaient défaut, se défiant de lui-même pour les choses les plus simples de la vie, rien n'éveilla son attention. Il persévérait dans l'usage immodéré des boissons alcooliques auxquelles il était accoutumé.

L'affaiblissement de la vision a été pour lui le signal de songer à une médication.

Les lésions de l'appareil digestif ont par sympathie aggravé les altérations des fonctions encéphaliques, produites par les congestions répétées sur cet organe.

C'est ce que démontrent les symptômes de *delirium tremens*. Du cerveau à l'œil, la communication était trop facile pour ne pas se faire. Cela nous semble avoir été démontré par l'examen ophthalmoscopique.

En outre, le résultat du traitement justifie complétement notre diagnostic.

Quant à nous, la physionomie du malade a suffi pour reconnaître l'alcoolisme ; et remarquez bien qu'il n'était pas encore tout à fait chronique.

QUATRIÉME OBSERVATION.

Amblyopie alcoolique des deux yeux, compliquée de niçotisme.

M. Z..., typographe, quarante et un ans, célibataire, constitution robuste, tempérament sanguin.

Historique. Le malade a eu une vie tout à fait dissolue depuis sa jeunesse. Soldat, s'adonnant à tous les excès, il a eu des maladies vénériennes. Il fumait et buvait énormément.

Depuis quelques années, il a des maux d'estomac ; il est très-sujet à des vomissements et à plusieurs autres souffrances nerveuses, parmi lesquelles surtout la courbature et l'affaiblissement de la vue. Cet affaiblissement devient de jour en jour si prononcé qu'il ne peut plus travailler.

Il est en traitement il y a près de deux mois, sans avoir obtenu le moindre résultat ; au contraire, sa vue a baissé graduellement au point qu'il peut à peine se conduire.

Le 15 mars 1865.

État général. Peau jaunâtre, froide, visqueuse ; figure bouffie, difficulté dans la marche, certains tremblements des membres et de la tête même ; malpropreté excessive. Il exhale une odeur fade et alcoolique incommode. Il est triste et se plaint d'un sentiment de pesanteur au front.

Langue blanchâtre et très-chargée. Douleur épigas--
trique. Il vomit tous les matins un liquide noirâtre
très-acide; urines abondantes et albumineuses.

État local. Globes oculaires sans expression, regardant toujours en bas. Pupilles dilatées et peu contrac-
tiles. Le collyre d'atropine opère la mydriase presque
instantanément.

L'observation ophthalmoscopique du fond de l'œil
nous laisse voir les papilles des nerfs optiques plus
blanchâtres et irrégulières dans leurs contours; les
vaisseaux semblaient être diminués de volume, ou au
moins très-décolorés, surtout les veines. Dans l'œil
droit, il y avait un staphylôme postérieur.

Les cristallins présentaient une couleur excessivement
verdâtre.

Le malade ne peut lire aucun type; il reconnaît à
peine les lettres du n° 17 de l'échelle de Jæger. Il ne
distingue parfaitement ni les traits du visage des per-
sonnes, ni les coins de la monnaie.

Il lui semble avoir les yeux couverts d'un voile. Il
aperçoit de temps en temps des corps noirs osciller devant lui, surtout quand il regarde au grand jour.

Il accuse aussi avoir vu parfois des boules de feu,
des étincelles et plusieurs autres phénomènes photo-
psiques.

Il a dans ce moment des insomnies. Il avoue être

adonné immodérément aux boissons alcooliques et au tabac à fumer.

Traitement : Abstention complète de boissons alcooliques et incomplète du tabac à fumer ; se purger avec sulfate de Magnésie, 40 grammes; ventouses sèches autour des mollets tous les soirs ; frictions autour de l'orbite avec la pommade suivante :

Axonge.............. 30 grammes.

Oxyde noir de cuivre.. 0,60 centigrammes.

Extrait de Ciguë....... 0,50 centigrammes.

Mêlez.

Prendre trois pilules par jour de codéine à 5 centigrammes chacune.

Alimentation restaurante; s'abstenir de café et de boissons fermentées et excitantes.

Le 20 mai, son état général est meilleur, il a dormi un peu et voit un peu plus clair.

Traitement. Prendre deux pilules au sublimé. Continuer le reste.

Le 16 juin, il vient à notre clinique en nous disant que, s'étant trouvé fort bien, il avait recommencé son travail, mais que, quelques jours après, il était tombé dans le même état.

Nous avons prié le malade d'entrer à l'hôpital, car nous ne pouvions nous charger du traitement d'un malade livré à lui-même.

Cette observation, quoique incomplète, ressemble entièrement à la troisième, dont nous venons de nous occuper.

Elle nous présente un degré plus avancé, c'est-à-dire que l'alcoolisme chez ce malade a produit déjà des altérations si profondes dans son organisme qu'il est difficile de les arrêter.

Son moral et son physique sont gravement atteints.

Le malade, malgré ses promesses, ne peut renoncer à ses habitudes. Tout son organisme est alcoolisé; l'assimilation, ne se faisant pas depuis longtemps régulièrement, a eu pour résultat l'altération profonde de plusieurs organes importants. Le cerveau est le plus atteint; il en est résulté du *delirium tremens*, du ralentissement de ses facultés intellectuelles et de tous ses mouvements.

En un mot, tout le système nerveux chez ce malade ayant été atteint, l'appareil visuel ne pouvait échapper.

C'est ce qui concorde avec notre observation ophthalmoscopique.

Ainsi, ce malade avait un commencement d'atrophie des papilles des nerfs optiques, plus une complète asthénie rétinienne dont il pourra difficilement guérir, et quand même il s'assujettirait à un traitement convenable, il n'obtiendra aucun bon résultat, méprisant la médecine et tous les bons conseils.

Ce malheureux deviendra bientôt entièrement aveugle;

mais son état général est si grave, que la mort peut
bien l'atteindre, s'il ne se corrige pas.

Parmi toutes nos observations, nous avons choisi les
quatre les plus complètes.

Nous en possédons d'autres fournies par des malades
vus une seule fois; mais de celles-ci nous ne voulons
en signaler que quelques-unes prises par nous à la clinique de M. le professeur Desmarres, de Paris, pendant
les années 1863 à 1865.

Le nº 924, M. Lévy, trente–quatre ans, tailleur de
pierres, rue d'Orlai, 38.

Amblyopie double par excès de tabac à fumer et
d'alcool.

Ce malade a été observé par M. Desmarres et par
MM. les professeurs Galenzowski, Guinier et moi à l'ophthalmoscope.

Nous avons tous constaté un peu d'hypérémie de la
rétine de l'œil gauche.

Le nº 495, M. Loyer, quarante-huit ans, meunier,
à Croissy (Oise).

Examiné par les mêmes médecins, nous n'avons rien

trouvé qu'une légère hypérémie des rétines et une couleur plus blanchâtre des papilles.

Les malades suivants se trouvaient dans le même cas :

Le n° 711, M. Mannoir, typographe, garçon, quarante ans, rue des Marais, 16.

Le n° 842, M. Devienne, marchand de vins, trente-six ans, garçon, boulevard de la Chapelle.

Le n° 843, M. Tierquier, trente-sept ans, garçon, commis de magasin à Fécamp.

Le n° 627, M. Equaperse, quarante-deux ans, marié, employé public, quai de la Mégisserie.

Le n° 1297, M. Cussignol, quarante-trois ans, corroyeur, rue de la Procession (Plaisance).

Le n° 1617, M. Cuiturier, quarante-cinq ans, peigneur, boulevard des Fourneaux.

En général, tous ces malades fumaient près de huit sous de tabac par jour et parfois davantage; ils buvaient plus ou moins de boissons alcooliques.

Le traitement conseillé ne diffère pas beaucoup de celui que nous avons employé chez nos malades.

Au lieu de pilules de codéine, M. le professeur Desmarres emploie les suivantes :

Extrait thébaïque ... 0,03 centigrammes.

Thridace... 0,02   »

Sirop simple .... q. s.   »

Mélez et f. s. a. une pilule; en prendre trois à six par jour.

Le cas suivant, qui appartient à la clinique de **M.** le professeur Giraud-Teulon en 1865, est trop curieux pour que je ne le publie pas.

Le n⁰ 690, **M.** Léothard-Michel, sous-officier en retraite.

Hypermétropie compliquée d'amblyopie, simulant la myopie; staphylôme postérieur commençant aux deux yeux.

Voilà le diagnostic fait par notre distingué confrère.

Prié de l'observer, nous avons vérifié le diagnostic de notre respectable collègue; mais, ne jugeant pas suffisantes les altérations du fond de l'œil pour expliquer l'affaiblissement de la vue, qui, dans les quinze derniers jours, avait pris un énorme développement, au point qu'il ne reconnaissait pas de près ses connaissances. Nous avons interrogé le malade sur ses habitudes ordinaires, nous avons appris qu'il était adonné aux boissons alcooliques et qu'il fumait aussi six à huit sous de tabac par jour.

On reconnaissait même dans l'ensemble du malade

une certaine nuance du *delirium tremens* qui nous dénotait ses qualités de bon buveur.

Nous avons alors appelé l'attention de l'illustre professeur sur cette cause pour instituer une thérapeutique convenable.

Nous regrettons de n'avoir pas revu ce malade.

De l'observation de tous nos malades et de ceux que nous avons vus dans les premières cliniques ophthalmologiques, l'influence pernicieuse du tabac à fumer et de l'alcool sur les maladies des yeux nous semble prouvée.

A notre avis, c'est un fait acquis à la science, qui peut être contesté, nullement nié; mais le mode d'agir est difficile à expliquer.

Nous le tenterons cependant, à l'aide de nos observations. Toutes les controverses à ce sujet sont admises, en attendant qu'un plus grand nombre de faits mette le mécanisme hors de doute.

Comment influent sur la vue le tabac à fumer et l'alcool ?

Leur action est-elle égale ou différente?

Les états morbides qui en résultent sont-ils constants ou variés?

Malgré tout ce qu'on a dit du tabac à fumer sur les maladies des yeux depuis une trentaine d'années, son usage augmente de jour en jour, et il promet de devenir plus grand, nonobstant son action reconnue nuisible sur toute l'économie.

La qualité du papier à fumer (mortalha) et la matière dont se compose la pipe ne sont pas indifférents à la santé.

On peut en dire autant de la conformation des pipes. Les unes font passer la fumée du tabac à travers divers liquides, qui, la lavant, changent son action par des aromes très-agréables. Cette habitude orientale est déjà assez répandue chez nous.

Les dimensions des tuyaux influent beaucoup. Selon qu'ils sont petits ou grands, la fumée arrive plus ou moins chaude à la bouche, et, de plus, le jus de tabac, qui recèle les principes les plus irritants et les plus actifs de la plante, est introduit dans la cavité buccale d'autant plus facilement que le tuyau est plus court.

De toutes les manières de faire usage du tabac à fumer, eu égard à la qualité et à la quantité, la cigagarette est la meilleure ; vient ensuite le cigare, et puis la pipe ; nous parlons des pipes ordinaires.

En général les tabacs sont d'autant plus nuisibles qu'ils sont plus forts, ou qu'ils contiennent plus de nicotine.

Malheureusement, les tabacs à la portée de toutes les bourses en contiennent beaucoup.

Les tabacs de Kentucky et de Virginie, par exemple, dont le peuple fait surtout usage chez nous, ont, le premier 6,09, et le second 6,87 0/0 de nicotine.

Il y en a d'autres qui en contiennent davantage; ce sont ceux préférés par les peuples du Nord.

Ils deviennent encore plus forts par l'état d'humidité dans lequel ils sont mis en vente.

Voilà pourquoi le bas peuple est plus exposé à ces maladies que les riches, qui fument d'abord du tabac plus sec, et de ceux qui ont 2,29 et moins de 2 0/0 de nicotine, comme il arrive aux tabacs de Havane et de Maryland.

Il ne faut pas oublier qu'après la préparation du tabac, quoiqu'il perde par la fermentation un peu de nicotine qui était réunie à d'autres principes, une autre portion devient libre par la fermentation de l'ammoniaque, le rendant ainsi plus irritant.

Outre la nicotine, il entre dans la composition du tabac à fumer la nicotianine, principe extrêmement préjudiciable à la santé, l'acide malique, citrate et malate de chaux, extractif, gomme chlorophile, albumine végétale, gluten et amidon.

De tout ceci il résulte que le tabac à fumer est considéré comme un poison narcotico-âcre, figurant à côté de la belladone et des préparations de cyanogène.

Cette action souffre des contestations pour d'autres qui le croient un stimulant énergique.

Une chose incontestable, c'est que l'action morbide de la nicotine est considérée par tous les médecins comme un poison des plus énergiques; quelques-uns même le comparent à l'acide prussique.

Malgré des opinions si diverses, on convient que le tabac à fumer ne peut être impunément employé po la première fois, car il peut même amener la mo ainsi qu'il est déjà arrivé.

Nul n'ignore les phénomènes que présentent les fumeurs avant comme après la tolérance.

La fumée de tabac s'introduit dans notre économie par les muqueuses des voies respiratoires et digestives, par les inhalations et par la salive avalée après avoir été saturée de tabac.

Elle a deux actions bien différentes, l'une dynamique et l'autre physique; cette action semble plus forte avec la cigarette, à cause de la fumée de papier.

C'est à la fumée qu'on doit attribuer l'usure et la couleur noirâtre des dents, la stomatite aphtheuse et érythémateuse, l'état opalin de la langue, une sorte d'émail qui fait corps avec l'épithelium, la pharyngo-laryngite granuleuse, l'élongation de la luette et le cancer des lèvres (*carcinome epitheliome*), dont se sont occupés des chirurgiens consommés.

Cette action peut même s'étendre aux paupières et aux conjonctives pour constituer l'ophthalmie nicotienne externe, que nous avons vue souvent et dont nous avons parlé ailleurs (1).

Elle peut se manifester à la muqueuse des narines par des polypes, comme nous l'avons vu chez un malade qui nous a été recommandé dernièrement par un de nos confrères de la campagne.

Cette maladie est plus souvent sous la dépendance du tabac à priser.

Il n'est pas étonnant non plus que l'action physique de la fumée de tabac, quoique n'agissant pas si vivement sur la muqueuse qui double le canal gastro-intestinal, donne lieu à différentes maladies locales.

Le manque d'appétit provenant de la saburre gastrique, les diverses graduations de gastrites, la dyspepsie, le cancer de l'estomac, outre bien d'autres maladies de ce genre, ne sont rien en comparaison de celles qui résultent de leur action dynamique.

On dit que ces états sont bien plus fréquents quand on fume à jeun.

Nous oublions de parler de l'emphysème vésiculaire de Laennec, suite des catarrhes chroniques des bons fumeurs, et de plusieurs autres altérations d'organes

____

(1) *Influence du tabac à fumer sur les maladies des yeux.* Communication faite au Congrès ophthalmologique d'Heidelberg, en 1865, par le docteur J.-C. Loureiro, de Lisbonne.

internes, qui ne sont rien de plus que les carbonisations décrites par des anciens médecins.

Mais comment agit la fumée de tabac?

Est-elle entraînée dans le torrent circulatoire ou bien son action est-elle purement nerveuse.

Sans trancher cette question, nous dirons que l'influence a lieu sur l'encéphale à la façon des anesiques et des narcotiques.

En effet, la sensibilité est exaltée tandis que le mouvement est diminué.

De cet antagonisme résulte l'action stupéfiante qui ralentit la circulation, la vie de tous nos organes, sans produire des maladies typiques comme le *delirium tremens* dans l'alcoolisme et l'*irascibilité* après le hachisch.

N'est-ce pas à cela qu'il faut attribuer et les insomnies qui se présentèrent chez nos deux premiers malades et la difficulté de produire la mydriase, le contraire de ce qu'on observe chez les deux autres qui étaient sous l'influence de l'alcool?

Avant la stupéfaction complète de tous les éléments nerveux, ou le nicotisme, il y a des alternatives de bien et de mal qui varient d'après l'intensité de l'intoxication et la résistance de l'économie, suivant l'âge, le tempérament, le climat et certaines conditions morbides.

Ce sont des exceptions qu'il faut connaître, car ici

l'action simple et pure du tabac à fumer ne cesse pas d'agir sur l'innervation d'une façon dynamique. De même que les fumeurs émérites perdent en partie la saveur et les priseurs l'odorat sans aucune altération locale, ainsi on peut dire que les nerfs qui président à ces fonctions sont à peine émoussés; il n'est pas étonnant qu'il en arrive autant à tous les autres nerfs chargés de fonctions diverses.

C'est pour cela que les nouveaux fumeurs ne présentent jamais ni pâleur, maigreur, jaunisse, qu'après l'âge de trente à quarante ans, car alors il y a altération profonde de toute l'économie.

Toutes nos observations le prouvent, en venant ainsi corroborer l'opinion de quelques-uns de nos confrères, qui avancent que le nicotisme est un attribut presque exclusif de l'âge viril.

En général, l'influence pernicieuse du tabac à fumer ne se fait sentir chez nous qu'après un long usage. Dès qu'il produit une intoxication de tout l'organisme, il en résulte un trouble de l'assimilation, et par suite de toute l'économie.

La tolérance, qui n'est point l'immunité, ne s'établit pas sans perturbations dans les vaso-moteurs.

Alors ont lieu l'appauvrissement du sang, par diminution de fibrine et de l'élément globulaire, le narcotisme du cœur et de la circulation, en un mot une cachexie nicotienne, capables de produire des maladies, soit légères, comme la gastralgie, l'entéralgie, l'asthme, l'anaphrodisie, les palpitations, soit graves, mortelles même, comme la glycosurie, l'ataxie locomotrice, la paralysie progressive, la folie et toutes les nevroses du mouvement et du sentiment, au nombre desquelles on peut compter aussi l'amblyopie et l'amaurose nicotiennes.

C'est cet état que nous appelons ophthalmo-nicotisme ou nicotisme oculaire, qui, lorsqu'il existe seul comme dans nos deux premiers malades, se traduit par une lésion purement fonctionnelle, tandis que l'élément congestif se manifeste presque toujours quand il y a alcoolisme.

Jusqu'ici personne n'a trouvé des signes pathognomoniques.

La forme de l'injection et la coloration de la papille des nerfs optiques, notées par MM. Sichel, Desmarres, Liebreich et Galenzowski, dans l'amblyopie et l'amaurose produites par l'abus du tabac à fumer, ne sont pas spéciales à cette maladie.

Le nicotisme et l'alcoolisme à la longue produisent des altérations et des modifications profondes dans l'économie ; mais le premier ne fait souvent que modifier à peine le physique et le moral de l'individu, tandis que l'autre le dégrade toujours en le transformant en un être maladif.

La différence que nous indiquons est digne de remarque.

Cela s'explique par l'action différente de chacun de ces agents.

Si le tabac à fumer est stupéfiant, l'alcool est excitant. Introduit dans notre économie, il produit une stimulation sanguine et nerveuse manifestée par la turgescence de la figure, par la manière dont les idées sont rendues, par l'exagération des sécrétions, par le vertige, par l'irrégularité des mouvements, et finalement par le trouble de toutes les fonctions.

Cet état s'aggrave avec l'intensité de l'intoxication. Alors le visage pâlit, les traits se décomposent, les sphincters se relâchent, les pupilles se dilatent, il y a suspension de l'intelligence, de la sensibilité et du mouvement, l'individu peut passer de l'ivresse au carus et à la mort apparente.

Cette surexcitation souvent renouvelée amène une exagération dans la rapidité de la circulation, qui finit par déprimer le système nerveux en le paralysant, ou par développer des maladies qu'on trouve indiquées dans tous les traités de pathologie.

De toutes les formes, les plus fréquentes que nous avons vues après les dérangements gastriques sont les maladies du foie, des reins, du cœur, du cerveau et de la moelle épinière.

C'est presque aussi dans ces circonstances que les yeux deviennent malades, et c'est cet état que nous nommons ophthalmo-alcoolisme, ou alcoolisme de l'œil.

Il est vrai que cette affection oculaire peut survenir pendant l'alcoolisme aigu. Dans ce cas, l'amblyopie prend la forme congestive franche.

L'exposition à de nouvelles intoxications aggrave toujours ces états morbides. L'alcoolisme chronique est une cachexie générale. Il est bien difficile de désigner où commence un état et où finit l'autre.

D'après des observateurs distingués, l'alcoolisme est un des plus grands fléaux de nos jours. Dans quelques pays il tue plus de monde que les maladies graves.

L'ophthalmo-alcoolisme n'est rien autre chose qu'un état morbide des yeux, en tout semblable à celui du reste de l'économie, motivé par des congestions directes ou indirectes sur l'innervation oculaire. Le cerveau dans ce cas est toujours atteint, quand il ne produit pas à lui seul la cécité.

Alors nous avons une amaurose cérébrale.

Si l'ophthalmo-nicotisme et l'ophthalmo-alcoolisme paraissent offrir les mêmes symptômes, c'est qu'ils se montrent chez des individus affaiblis par défaut de nutrition, valétudinaires, malades et soumis aux deux causes (tabac et alcool).

Par leur marche, ces deux états sont bien tranchés ;

il faut bien les étudier, non-seulement pour baser la thérapeutique rationnelle, mais pour demander aux pouvoirs de l'Etat d'employer des mesures qui garantissent la société des pernicieux effets du tabac à fumer, et, si on le pouvait, aussi des boissons alcooliques.

La première indication thérapeutique est l'abstention complète du tabac à fumer, des boissons alcooliques et de tous les agents qui produisent l'irritabilité nerveuse, l'emploi des moyens capables de les calmer, sans provoquer la moindre excitation dans l'encéphale. Ainsi on obtient le sommeil et le calme moral si nécessaires à la guérison.

De tous les calmants la codéine est le meilleur, car elle n'excite pas le cerveau, comme les autres préparations opiacées.

La seconde indication est de mettre l'appareil gastro-intestinal à même de pouvoir procurer une bonne assimilation, ce qu'on obtient par l'emploi répété des purgatifs salins et de toniques amers.

Quand la vue est revenue presque à l'état normal, on doit conseiller les eaux ferrugineuses, le séjour à la campagne et les bains de mer.

Si la privation de tabac rend le malade triste, presque hypocondriaque, on lui permettra de fumer quelques cigarettes de tabac très-doux et lavé.

Si cela ne lui suffit pas, conseillez de porter à la

bouche un cure-dent en bois ou en plume, contenant un peu de camphre ; car chez ces individus le tabac à fumer a aussi un peu d'action mécanique.

Voilà comment on arrive à guérir des cécités presque incurables, quand elles sont incomplètes, en connaissant leur véritable étiologie.

S'il y a des complications, il faut les combattre, n'oubliant jamais que, malgré la sthénie apparente, l'économie est plus ou moins affaiblie.

Les moyens topiques ne sont presque jamais nécessaires dans l'ophthalmo-nicotisme simple, vu l'absence d'altérations locales, contrairement à ce qu'on observe dans l'ophthalmo-alcoolisme.

Ce dernier état réclame des altérants, les mercuriaux, concurremment avec les ferrugineux et l'huile de foie de morue. La présence d'altérations profondes, indice de complications, nécessite la médication révulsive.

L'ophthalmo-nicotisme est plus fréquent qu'on ne le pense ; on l'observe souvent seul et produisant de graves affections conduisant à la cécité.

L'hygiène est indispensable, mais il ne faut pas oublier que l'habitude est une seconde nature.

Il y a des individus qui ne peuvent supporter la privation de tabac sans être complétement désorientés. Ici, c'est un homme de lettres qui ne peut aborder un travail sérieux et continu sans l'usage du tabac ; là, c'est un individu qui ne saurait avoir des digestions faciles si le tabac ne venait couronner ses repas.

Il faut donc respecter ces habitudes, d'autant plus que l'usage modéré du tabac chez un individu fort, robuste et bien portant, accoutumant l'organisme à fonctionner dans certaines conditions, il y aurait à le suspendre subitement autant d'inconvénients qu'à tarir en peu de jours un ancien émonctoire.

Pour le tabac en général, ce n'est pas l'usage, mais l'abus qui est nuisible. Il n'en est pas de même de l'alcool.

Si l'on avait posé la question entre l'usage et l'abus, nous n'aurions pas des pessimistes et des optimistes.

Les uns, fumeurs passionnés, ne voyant dans la plante importée en Europe par Gonzalo Hernandès qu'une merveille presque céleste, lui attribuent des qualités préservatrices contre les épidémies et salutaires contre les paralysies et les névralgies.

Les autres, ne voyant que le mauvais côté, la condamnent entièrement.

Si on en faisait autant pour les substances alimentaires, quelle serait la nourriture sans danger ?

L'étude de l'influence du tabac à fumer sur notre économie est à faire, d'autant plus que son usage s'accompagne de tolérance à la manière du hachisch et de l'opium.

Mais il faudra d'abord que les individus assujettis à

des habitudes, des lois et des religions différentes des Orientaux, ne se laissent pas tomber dans un état d'abrutissement semblable à celui de ces peuples.

Si on pouvait supprimer le tabac à fumer, ce serait un grand bien pour l'humanité; mais comme cette suppression est impossible, nous conseillons d'en fumer modérément.

A ceux qui ont une bonne organisation et une santé robuste, que l'hygiène indique le maximum de tabac qu'ils peuvent fumer, en leur montrant les maux occasionnés par l'abus.

Prévenir ces maux pour n'avoir point à les combattre, tel devrait être le vœu de tous.

Concilions les usages et l'hygiène. Le mal consistant dans la nicotine, essayons d'en diminuer la quantité dans les tabacs livrés au public.

Voilà comment, sans enlever au tabac sa saveur, en lui conservant encore ses qualités de solanée vireuse, on atteindra le but.

Au lieu d'avoir des tabacs exposés en vente avec 7, 8, 9 0/0 de nicotine et davantage, nous l'aurons à 2 et encore moins.

Le bénéfice de cette mesure pour la société est facile à comprendre, si on se rappelle que les tabacs qui contiennent le plus de ce poison sont ceux qui se vendent le meilleur marché et dont le peuple use le plus.

Dans quelques manufactures de l'étranger, à Paris,

par exemple, ainsi que nous l'a affirmé le directeur,
on a essayé quelque chose dans ce sens, mais on a re-
douté les plaintes des consommateurs.

Pour rendre ces plaintes stériles, il faudrait l'unité
de procédé opératoire.

Mais un pays ne peut prendre cette initiative hautement humanitaire et sanitaire sans risquer de compro-
mettre une des plus grandes sources de la richesse
publique, car le consommateur pourrait se pourvoir
ailleurs.

Il faudrait donc que cette question, préalablement
étudiée, fût soumise à un congrès international, où l'on
fixerait les bases qui doivent présider à la préparation
des tabacs.

Voilà comment les fumeurs consommeront le moins
de nicotine possible.

Législateurs, hommes d'État et hygiénistes, tous sont,
beaucoup plus que les autres classes sociales, intéressés
à cette réforme.

Cette mesure est d'autant plus praticable que, cette
industrie étant généralement à l'état de monopole, il
serait facile d'adopter dans la fabrication des modifications compatibles avec la santé publique.

Eclairons le peuple sur les dangers auxquels il s'ex-
pose. Faisons enlever au tabac le plus de nicotine possible, en apprenant aux industriels des procédés chi-
miques peu dispendieux

Vouloir, c'est pouvoir. Profitons de l'occasion pendant qu'il est temps, et nous éteindrons une puissante cause de maladies graves des yeux et de plusieurs autres organes.

Résumant ce que nous venons d'exposer, nous dirons :

1°

Le tabac à fumer a sur l'économie une action différente de celle de l'alcool.

2°

L'ophthalmo-nicotisme coexiste en général avec l'ophthalmo-alcoolisme; mais ce n'est pas une loi absolue; ces deux affections peuvent existel séparément.

3°

Dans l'ophthalmo-nicotisme, la pupille est plus étroite et plus lente à subir l'action de l'atropine; le contraire a lieu dans l'ophthalmo-alcoolisme.

4°

L'ophthalmo-nicotisme est toujours compliqué d'insomnie plus manifeste et plus rebelle que dans l'ophthalmo-alcoolisme.

5°

L'ophthalmo-nicotisme soit aigu, soit chronique, ne présente jamais d'altérations matérielles des yeux.

6°

L'ophthalmo-alcoolisme étant de nature congestive, la rétine offre fréquemment des symptômes d'hypérémie le plus souvent de forme veineuse.

7°

Les calmants, la codéine principalement, sont surtout avantageux dans l'ophthalmo-nicotisme.

8°

Contre l'ophthalmo-alcoolisme, il faut diriger les alterants, les mercuriaux.

9°

Tous les gouvernements devraient s'entendre pour arriver à obtenir des tabacs avec le moins de nicotine possible.

PARIS. — IMPRIMERIE A. CHAIX ET Cᵉ, RUE BERGÈRE, 20. — 7898

9 782019 289539